LES HUILES ESSENTIELLES

Mieux connaître les huiles essentielles
pour bien les utiliser

Par Dominique van der Kaa

50MINUTES.fr

LES HUILES ESSENTIELLES

MIEUX CONNAÎTRE LES HUILES ESSENTIELLES POUR BIEN LES UTILISER

- **Problématique ?** Les huiles essentielles (HE) ont beaucoup de propriétés. Certaines ont un pouvoir antiseptique ou antimicrobien, d'autres assainissent l'air ambiant ou ont des vertus répulsives contre les insectes. Leurs principes aromatiques sont utilisés depuis des millénaires et sont un complément naturel de l'arsenal thérapeutique médicamenteux. Elles peuvent également parfumer naturellement les produits ménagers ou la maison. Dès lors, comment bien les utiliser ?
- **Objectifs ?** Découvrir les huiles essentielles, leur usage en aromathérapie et dans la vie de tous les jours pour vivre dans un environnement propre et sain.
- **FAQ**
  - Comment conserver les huiles essentielles ?
  - Quelle est la différence entre une huile essentielle et une huile végétale ?
  - Y-a-t-il un risque d'allergie avec les huiles essentielles ?
  - Quelle huile essentielle acheter en premier ?
  - Que faire en cas d'accident ?
  - Où acheter des huiles essentielles ?

Dans la nature, les huiles essentielles sont le parfum des plantes. De tout temps, l'homme a extrait ces principes volatils odorants pour fabriquer les huiles essentielles et les utiliser pour se soigner ou purifier les intérieurs. Mais qui sont-elles ? Comment les obtient-on ? À quoi servent-elles ?

Quels troubles ou affections peuvent-elles soulager ?

En 50 minutes, venez vous initier au monde des huiles essentielles et découvrir leurs différents usages tant pour soulager de nombreuses affections, embellir la peau, améliorer votre bien-être que pour purifier votre maison. Partez à leur découverte et apprenez à les utiliser chez vous en toute sécurité pour vous sentir bien et vivre dans un environnement plus sain.

MISE EN GARDE

Même si l'automédication n'est pas recommandée et qu'il est important d'avoir recours à un médecin spécialisé en aromathérapie pour utiliser les huiles essentielles, surtout par voie orale vu leur hyperactivité et leur toxicité, on peut cependant les utiliser par soi-même en respectant quelques principes de précaution.

- Les HE ne doivent pas se substituer à un traitement médical et à une alimentation équilibrée.
- Certaines HE sont dermocaustiques. Sauf exceptions, il ne faut pas les appliquer pures directement sur la peau et les muqueuses.
- Toujours se laver les mains après utilisation.
- Éviter tout contact avec les yeux ; ne pas les appliquer dans le conduit auditif ni au niveau des régions ano-génitales.
- Les HE sont insolubles dans l'eau. Il ne faut donc jamais essayer de les diluer dans un verre d'eau. Ce faisant, on risque d'irriter le pourtour de la bouche sans ingérer les quantités nécessaires pour se soigner. De même, on ne mettra pas les HE directement dans l'eau du bain mais on les dissoudra d'abord dans une base hydrodispersante telle un gel-douche neutre ou une huile végétale.
- Ne jamais donner d'HE par voie orale aux enfants de moins de 7 ans et toujours les tenir hors de portée des enfants.
- Respecter les posologies, la voie d'absorption et la durée du traitement indiquées par le médecin en cas de consultation chez un aromathérapeute.
- Utiliser toujours les HE sur un temps court (maximum

3 semaines) et respecter une fenêtre thérapeutique d'une semaine entre deux cures, si nécessaire.

- Éviter de vous exposer au soleil après l'application d'HE photosensibles (essentiellement celles tirées des agrumes).
- En cas de spray aérien d'HE, ne jamais pulvériser en présence d'enfants de moins de 30 mois. Dans ce cas, attendre au moins 30 minutes avant le retour du tout-petit dans la pièce. Il en va de même avec les femmes enceintes ainsi que les personnes asthmatiques ou allergiques aux parfums. Après la diffusion, la pièce sera largement aérée.
- Ne pas utiliser de diffuseurs d'HE pendant le sommeil afin de ne pas surcharger l'atmosphère en molécules aromatiques qui deviendraient agressives pour les muqueuses.
- Éviter d'utiliser des HE trop anciennes (voir la date de péremption) qui peuvent être oxydées et peroxydées et qui peuvent devenir allergisantes, voire cancérigènes selon certains.
- Attention si vous avez un chat, il est très sensible aux HE car non seulement il possède un odorat très développé (les HE peuvent donc surcharger son organe voméronasal, ce qui peut le rendre apathique ou agressif), mais surtout, le chat n'a pas les enzymes nécessaires pour transformer et éliminer les substances phénolées contenues dans les HE qu'il pourrait ingérer en se léchant lors de la toilette, par exemple. Aussi risque-t-il de faire une hépatite toxique.

Toutes ces précautions sont aussi d'application quand on utilise les HE dans les produits ménagers ou les cosmétiques.

Lorsqu'on veut utiliser une HE, il convient également d'observer quelques contre-indications :

- en cas d'allergie connue à l'huile essentielle ou à l'un de ses constituants ;
- Lors d'une grossesse (risque d'avortement spontané du fœtus) et allaitement ;
- chez les nourrissons et enfants de moins de 30 mois car il existe un risque d'intoxication avec une accumulation d'HE dans le système nerveux central ;
- chez les enfants ayant des antécédents d'épilepsie ou de convulsions fébriles ;
- pour les personnes asthmatiques car les HE peuvent irriter le système respiratoire et déclencher une crise d'asthme ;
- pour les personnes épileptiques ;
- pour les personnes déficitaires en G6PD (favisme) doivent éviter les HE à base de salicylate de méthyle (gaulthérie couchée) ou de menthol (menthe poivrée) car en cas d'absorption, il pourrait en résulter une anémie (carence en globules rouges) et un ictère (c'est-à-dire la jaunisse).

AVOIR LE BON RÉFLEXE

Lors de l'achat d'une huile essentielle, ayez le réflexe de vérifier les mentions indiquées sur l'étiquette.

Choisissez une huile essentielle 100 % pure et naturelle, 100 % bio, 100 % extraite sans solvants de synthèse et 100 % totale, c'est-à-dire contenant la totalité des principes aromatiques.

Vérifiez qu'elle possède bien la dénomination HEBBD (Huile Essentielle Botaniquement et Biologiquement Déterminée, c'est-à-dire où sont notés sur l'étiquette : le nom en latin de la plante, la partie de la plante utilisée, le chémotype et le pays d'origine) ou HECT (Huile Essentielle Chémotypée) qui sont des labels garantissant la qualité des huiles essentielles et prévenant tout risque de fraude ou de substitution.

QU'EST-CE QU'UNE HUILE ESSENTIELLE ?

Les huiles essentielles ne sont pas des corps gras huileux contrairement à ce que leur nom pourrait suggérer. Une huile essentielle est l'ensemble des composés organiques et volatils d'une plante aromatique. Elle est formée d'un mélange de nombreux composants chimiques concentrés en principes actifs de différentes natures : antiseptique, bactéricide, anti-inflammatoire, vermifuge, antispasmodique, revitalisante, etc.

La composition chimique d'une HE varie suivant le mode d'extraction, la période de récolte de la plante ainsi qu'en fonction de son écosystème (altitude, ensoleillement, humidité, etc.). C'est ce que l'on appelle les chémotypes. Ils définissent la (les) molécule(s) majoritaire(s) et biochimiquement active(s). Ils sont importants à connaître car deux chémotypes différents d'une même plante présenteront des actions thérapeutiques (ainsi qu'une toxicité) différentes. Par exemple, le myrte vert Myrtis communis CT 1.8 cineol, plus stimulant, se distingue du myrte rouge Myrtis communis CT acetate de myrtenyle, très antispasmodique.

BON À SAVOIR

Les composants chimiques d'une HE sont de petites tailles et liposolubles. Ils sont solubles dans l'alcool, l'éther, les huiles végétales mais insolubles dans l'eau.

HISTOIRE DES HUILES ESSENTIELLES

Depuis des millénaires, les plantes aromatiques sont reconnues pour leurs propriétés thérapeutiques. Il y a 40 000 ans déjà, les Aborigènes d'Australie utilisent certaines plantes pour se soigner.

Durant l'Antiquité (4 500 ans av. J.-C.), les Égyptiens maîtrisent l'art de la distillation grâce à laquelle ils isolent les parfums. Ces parfums servent de moyen de séduction mais font également partie intégrante de la religion (comme leur emploi pour l'embaumement des corps). Pour distiller, les Égyptiens utilisent la macération des plantes dans de l'eau bouillante, dans laquelle ils plongent des tissus, suivie d'un essorage manuel de ces tissus. Le mode d'administration est généralement l'application cutanée grâce à des pommades et baumes.

Les Perses (4 000 ans av. J.-C.), en Mésopotamie, maîtrisent également l'art de la distillation et de la fumigation. Par la combustion des végétaux produisant de la vapeur d'eau chargée en principes actifs de la plante, cette technique permet d'assainir l'air ambiant et d'inhaler les huiles essentielles. Par exemple, on désinfecte une pièce en faisant bouillir des feuilles d'eucalyptus.

Si l'utilisation des huiles essentielles se cantonne d'abord essentiellement au domaine de la parfumerie, elle arrive ensuite dans le domaine médical avec une connotation religieuse très importante. En effet, les huiles essentielles permettent tout d'abord de soigner l'esprit avant de soigner le corps. En étant purifié, elles permettent de se préparer à la rencontre avec les dieux après la mort.

En Chine (2 800 ans av. J.-C.), la médecine traditionnelle les utilise et le premier ouvrage sur les recettes à base d'huiles essentielles aurait été écrit par l'empereur mythique Shennong. En réalité, cette œuvre pourrait être une compilation écrite des savoirs oraux anciens : l'original du texte est perdu et sa reconstitution semble impossible.

Les Incas, Mayas et Aztèques ont également recours aux plantes médicinales pour se soigner, pour leurs rituels religieux et pour un usage domestique.

Les Grecs (300 ans av. J.-C.) emploient les huiles en parfumerie et c'est Alexandre le Grand (roi de Macédoine, 356 av. J.-C.-323 av. J.-C.) qui rapporte leurs bienfaits dans le domaine médical suite à la conquête de l'Égypte. Les huiles essentielles sont là aussi fortement liées à la religion car la mythologie grecque attribue leur découverte aux divinités. Hippocrate (médecin grec, 460 av. J.-C.-370 av. J.-C.), Aristote (philosophe grec, 384 av. J.C.-322 av. J.-C.) et Théophraste (philosophe grec, 371 av. J.-C.-288 av. J.-C.) rédigent des œuvres sur l'utilisation des plantes médicinales.

Les Romains (150 ans av. J.-C.) les prescrivent également. Ils les utilisent en parfumerie comme élément de séduction et leur donnent un rôle important dans le domaine religieux.

Au cours du Moyen Âge, les huiles essentielles sont réservées aux monastères et aux maisons nobles. Elles font partie intégrante de la recherche du remède universel visant l'immortalité ; comme le médecin ne saurait soigner le corps sans soigner l'âme, c'est donc dans les monastères que l'on retrouve tout le savoir. L'autorité religieuse interdit l'usage profane du parfum. Ainsi, les femmes qui manipulent les herbes et qui possèdent la connaissance des plantes médicinales sont considérées comme maléfiques : pour l'Inquisition, si elles connaissent le secret pour guérir, elles connaissent également les secrets pour nuire.

Avicenne (980-1037), médecin et philosophe d'origine persane, conçoit le principe de la distillation des plantes aromatiques qui permet d'obtenir une huile essentielle pure et met au point l'alambic mais il faut attendre le XIIe siècle pour que les Croisés ramènent avec eux cet alambic à vapeur.

Au XVIe siècle, on utilise le serpentin pour refroidir les vapeurs. Il remplace ainsi les tissus et éponges mouillées que l'on disposait sur le chapiteau des alambics. Dès ce moment, les huiles essentielles sont utilisées et prescrites en tant que telles.

Il faudra attendre 1928 pour que René-Maurice Gattefossé (chimiste français, 1881-1950) invente le terme d'aromathérapie. Malgré ses travaux de recherches sur les huiles essentielles démontrant leur efficacité dans le domaine médical, celles-ci ne trouvent pas le succès mérité. Il faut dire aussi que c'est l'époque de l'apparition des molécules de synthèse et que l'efficacité des huiles essentielles est rabaissée auprès du public.

En 1964, le Dr Jean Valnet (1920-1995) relance la phytothérapie (médecine basée sur les extraits de plantes) et l'aromathérapie auprès des médecins et du grand public. Il sera le premier à proposer une posologie des huiles essentielles.

MÉTHODES DE FABRICATION

Les huiles essentielles sont extraites des plantes aromatiques. Ces plantes représentent environ 10 % du monde végétal et synthétisent des substances odorantes et volatiles à partir de cellules sécrétrices qui peuvent se retrouver dans différentes parties de la plante (fleurs, feuilles, racines, fruits, etc.).

Il existe plusieurs méthodes d'extraction des huiles essentielles : la distillation à la vapeur, la distillation à sec, l'expression mécanique à froid, l'enfleurage et l'extraction au solvant. La distillation à la vapeur d'eau et l'expression mécanique à froid sont les seules acceptées pour les HE destinées à l'aromathérapie car elles permettent d'obtenir une HE pure en respectant sa composition chimique. L'enfleurage et l'extraction au solvant sont utilisés en parfumerie.

Le rendement est généralement très faible : il faut des kilos de plantes pour obtenir un petit flacon d'HE, ce qui explique le coût parfois élevé des HE.

DES HUILES ESSENTIELLES POLLUÉES

Préférez toujours une HE issue de l'agriculture biologique car lors de la distillation, les pesticides et autres engrais chimiques utilisés dans l'agriculture sont entraînés par la vapeur d'eau et finissent par se concentrer dans les HE. Les HE bio et bénéficiant du label AB ne sont pas altérées par ces résidus chimiques.

LA DISTILLATION À LA VAPEUR

Ce procédé est utilisé depuis l'Antiquité mais ce sont les Arabes qui ont mis au point la méthode utilisée aujourd'hui.

On place les parties de la plante que l'on souhaite utiliser sur une plaque percée dans la cuve de l'alambic. De la vapeur d'eau passe à travers cette plaque et fait exploser les cellules végétales contenant les huiles essentielles. Celles-ci se vaporisent sous la chaleur et passent avec la vapeur d'eau dans un serpentin réfrigérant où elles se condensent sous forme de liquide. On recueille ainsi un distillat composé d'huile essentielle et d'eau dans un essencier ou « vase florentin ». Par décantation, on pourra y séparer l'eau de l'huile essentielle. L'eau de distillation ainsi obtenue, appelée « hydrolat », pourra, quant à elle, être utilisée en parfumerie ou dans l'alimentation.

La distillation à la vapeur d'eau à basse pression (entre 0,05 et 0,010 Bar) à une température de 100° Celsius maximum respecte le mieux les composants des huiles essentielles.

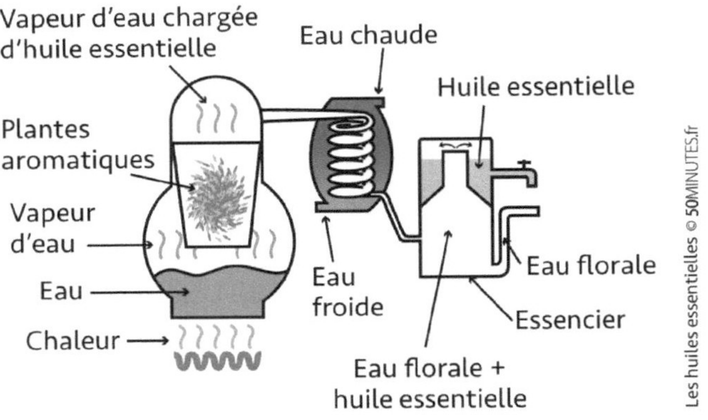

La distillation à la vapeur

L'EXPRESSION MÉCANIQUE À FROID

Cette technique est utilisée pour extraire les huiles essentielles contenues dans les zestes d'agrumes. Son apparition, en Sicile et en Calabre (Italie), remonte au XIXe siècle.

Par compression ou abrasion, on fait éclater les « poches à essences » contenues dans les zestes frais, afin de recueillir les huiles essentielles. Celles-ci ne sont dès lors pas pures et contiennent des cires et autres principes actifs non volatils ainsi que des débris végétaux. Il faut donc ensuite centrifuger, filtrer et décanter la solution afin d'en extraire des huiles essentielles pures.

Autrefois, on utilisait le terme d'« essence ». Aujourd'hui, il est remplacé par le terme « huile essentielle » quand on parle du produit de la distillation ou de l'expression mécanique. Les mots « essence aromatique » représentent uniquement, de nos jours, le liquide volatil et odorant sécrété par les plantes aromatiques. Ce changement de nom est justifié car les molécules aromatiques de l'essence d'une plante sont modifiées lors de la production des huiles essentielles par oxydation, hydrolyse, etc.

L'AROMATHÉRAPIE

Le terme « aromathérapie » signifie littéralement « soin par les odeurs » et désigne l'usage des huiles essentielles à des fins thérapeutiques.

L'aromathérapie fait partie des thérapies holistiques, fondées sur la notion de soin en tenant compte de la globalité de l'être humain. Elles modifient ainsi notre état tant au niveau physique que psychique ou émotionnel (voire, pour certains, au niveau mental et spirituel au sens large).

On distingue :

- l'aromathérapie symptomatique qui utilise les HE pour traiter un symptôme ou une maladie ;
- l'aromathérapie de terrain qui appréhende l'homme dans sa globalité. Dans ce cas, le choix des HE est fait pour rétablir et harmoniser un déséquilibre fonctionnel local ou global qui engendre la maladie ;
- l'aromatologie qui utilise les HE pour les soins du bien-être (massages, bains, soins de la peau, etc.) en dehors d'un contexte médical.

En aromathérapie, de manière générale, il faut prêter attention aux voies d'administration des HE car elles ne répondent pas aux mêmes besoins, ni aux mêmes précautions d'emploi.

- **Voie cutanée.** C'est la voie privilégiée car les HE sont capables de pénétrer rapidement dans la peau et les tissus puisqu'elles ont un caractère lipophile. Afin d'éviter les risques de brûlure sur la peau, notamment avec les HE phénolées, on les diluera dans une base d'huile végétale (huile d'amande douce, d'argan, d'olive, etc.). Certains dosages doivent être observés :

- en application cutanée : 4 à 5 gouttes d'HE pour les enfants ; 6 à 10 gouttes pour les adultes toujours mélangées dans 2 cuillères d'huile végétale ;
- en massage : mélanger entre 50 et 100 gouttes d'HE pour 100 ml d'huile végétale ;
- dans le bain : diluer environ 20 gouttes d'HE dans une cuillère à soupe de base neutre pour le bain. La température du bain ne doit pas excéder 38°Celsius pour éviter tout risque de brûlure. La durée conseillée du bain est de 10 à 20 minutes ;
- en soin de beauté : mélanger 1 à 2 gouttes d'HE dans une noisette de votre crème, shampooing ou lait corporel.

- **Voie respiratoire.** Soit par diffuseur adapté, par vaporisation dans l'air ambiant ou en déposant quelques gouttes sur un mouchoir, soit par inhalation avec un bol d'eau chaude.

  - En inhalation humide : de 2 à 3 gouttes d'HE dans un bol d'eau chaude, 3 fois par jour.
  - En inhalation sèche : de 2 à 3 gouttes d'HE sur un mouchoir ou sur votre oreiller.
  - Diffuseur : de 5 à 10 gouttes. La durée maximale d'utilisation est d'environ 10 à 15 minutes pour ne pas surcharger l'atmosphère.

- **Voie orale.** Cette voie, qui ne convient que pour certaines HE (telles celles de romarin, lavande, menthe poivrée, bergamote, citron jaune, basilic, etc.), permet un dosage très précis mais doit impérativement respecter la posologie prescrite. On placera les gouttes sur un support comme un morceau de sucre, du miel, un peu de yogourt, une huile végétale ou un comprimé neutre afin d'éviter des lésions au niveau des muqueuses. Pourtant, le mieux est d'incorporer l'HE dans des gélules préparées par le pharmacien. Il existe aussi des spécialités commerciales à base d'HE, vendues en pharmacie, qui sont adaptées à la prise buccale afin d'écarter les risques de causticité. Le dosage varie en fonction de l'âge :

  - chez l'adulte : 2 gouttes d'HE par prise, de 3 à 4 fois par jour ;
  - chez l'enfant de plus de 7 ans : 1 goutte d'HE par prise, 3 fois par jour.
- **Autres voies internes** (sous contrôle médical)
  - Bains de bouche et gargarismes : solution bien diluée (1 à 5 %) dans de l'éthanol à 80 %.
  - Suppositoires et ovules : concentration finale d'HE de 3 à 5%, préparation faite en pharmacie.

USAGE DES HUILES ESSENTIELLES EN AROMATHÉRAPIE

On utilise les huiles essentielles pour différentes raisons.

- Assainir l'environnement grâce à leurs vertus antiseptique, antibactérienne, antivirale, acaricide et fongicide.
- Soulager les symptômes par exemple lors d'affections ORL (rhinite, rhinopharyngite, grippe, allergie saisonnière, etc.), de troubles digestifs, etc.
- Favoriser un sommeil de meilleure qualité et aider à

l'endormissement.
- Lutter contre le stress et les symptômes qui l'accompagnent (fatigue, insomnie, anxiété, douleur au dos, etc.).
- Soulager les douleurs musculaires et articulaires.
- Soulager les maux de tête et les névralgies.
- Traiter les lésions cutanées grâce à leurs principes cicatrisant, anti-inflammatoire, antiseptique.
- Chasser les poux.
- Se protéger des moustiques.
- Se sentir bien : massages, soins de la peau, etc.

BOOSTER L'EFFICACITÉ DES HUILES ESSENTIELLES

En aromathérapie, il est possible de créer ce que l'on appelle des « synergies d'huiles essentielles ». Une synergie est soit un mélange d'huiles essentielles aux propriétés thérapeutiques complémentaires, ce qui permet d'obtenir un spectre d'action plus important, soit un ensemble d'huiles essentielles aux vertus similaires mais dont le résultat est amplifié grâce au mélange.

QUELQUES HUILES ESSENTIELLES UTILISÉES EN AROMATHÉRAPIE

L'arbre à thé (*tea tree* ; melaleuca alternifolia)

- **Propriétés :** antiseptique, bactéricide, antivirale, fongicide, antiparasitaire, anti-inflammatoire, antioxydante, cicatrisante, immunostimulante.

- **Indications :**
  - infections bactériennes ou virales au niveau ORL et respiratoire (sinusite, angine, bronchite, grippe, otite), urinaire (cystite), vaginal (vaginite) et buccal (gingivite, aphte) ;
  - acné, abcès, bouton de fièvre, mycose, psoriasis, piqûre d'insectes ;
  - cheveux gras, poux.
- **Modes d'utilisation :**
  - voie orale (sur avis médical) ;
  - voie cutanée ;
  - inhalation.

Bergamote (citrus bergamia)

- **Propriétés :** antiseptique, antispasmodique, digestive, sédative.
- **Indications :**
  - manque d'appétit et digestion difficile ;
  - infections intestinales, colites, flatulences, constipation ;
  - troubles du sommeil, nervosité ;
  - acné, eczéma, prurit (démangeaisons) ;
  - cheveux gras.
- **Modes d'utilisation :**
  - voie orale ;
  - voie cutanée ;
  - diffusion atmosphérique.

Camomille romaine (chamaemelum nobile)

- **Propriétés :** antispasmodique, digestive, tonique, antalgique, antianémique, fébrifuge, vermifuge, emménagogue, relaxante, cicatrisante, anti-inflammatoire.
- **Indications :**
  - faciliter la digestion, réguler les règles ;
  - combattre le stress, favoriser l'endormissement et le sommeil ;
  - peaux irritées, surtout les peaux sèches et matures ;
  - inflammations cutanées, douleurs, névralgies ;
  - éclaircir les cheveux blonds.
- **Modes d'utilisation :**
  - voie orale (sur avis médical) ;
  - voie cutanée ;
  - inhalation ;
  - diffusion atmosphérique.

Cannelle de Ceylan (cinnamomum verum)

- **Propriétés :** antiseptique, antibactérienne, antiparasitaire, antifongique, antispasmodique, tonique, stimulant cardiaque et respiratoire, stimulant immunitaire.
- **Indications :**
  - infections bactériennes ou virales ;
  - états de fatigue générale ;
  - courbatures, crampes ;
  - plaies infectées, piqûres d'insectes ;
  - stimuler le système cardiovasculaire.
- **Modes d'utilisation :**
  - voie orale (sur avis médical) ;

- voie cutanée ;
- diffusion atmosphérique.

Citron jaune (citrus limon)

- **Propriétés :** antiseptique, antivirale, bactéricide, antifongique, tonifiante, dépurative, anxiolytique, antianémique, amincissante.
- **Indications :**
  - anémie ;
  - fatigue, problèmes de mémoire ;
  - maladies ORL ou pulmonaires ;
  - troubles digestifs, hépatiques ;
  - nausées et mal des transports ;
  - problèmes circulatoires ;
  - assainissement de l'air lors de périodes de contagion ;
  - contre les moustiques.
- **Modes d'utilisation :**
  - voie orale ;
  - voie cutanée ;
  - diffusion atmosphérique.

Citronnelle de Java (cymbopogon winterianus)

- **Propriétés :** antiseptique, antiinfectieuse, antifongique, antiinflammatoire, antirhumatismale, antiparasitaire, antispasmodique, répulsive contre les moustiques.
- **Indications :**
  - affections cutanées (acné, mycose) ;
  - piqûres d'insectes ;
  - spasmes intestinaux ;

  - ◦ calmer les crises de rhumatisme, les douleurs articulaires, l'arthrite, les tendinites ;
  - ◦ contre les moustiques.
- **Modes d'utilisation :**
  - ◦ voie orale (sur avis médical) ;
  - ◦ voie cutanée ;
  - ◦ diffusion atmosphérique.

Eucalyptus globuleux (eucalyptus globulus)

- **Propriétés :** antiseptique, antibactérienne, antivirale, antifongique, décongestionnante et expectorante, rafraîchissante, répulsive contre les insectes.
- **Indications :**
  - ◦ dégager les voies respiratoires ;
  - ◦ infections broncho-pulmonaires ;
  - ◦ infections urinaires ;
  - ◦ candidoses ;
  - ◦ en prévention et en traitement des rhinites, bronchites, angines, laryngites, rhinopharyngites.
- **Modes d'utilisation :**
  - ◦ voie orale (sur avis médical) ;
  - ◦ voie cutanée ;
  - ◦ inhalation ;
  - ◦ diffusion atmosphérique.

Eucalyptus radié (eucalyptus radiata)

- **Propriétés :** antivirale, bactéricide, antifongique, parasiticide, anti-inflammatoire, antitussive, expectorante, immunostimulante, énergisante.

- **Indications :**
  - ◦ affections des voies respiratoires supérieures ;
  - ◦ états grippaux ;
  - ◦ calmer la toux ;
  - ◦ traiter l'herpès, les infections urinaires, les candidoses ;
  - ◦ donner un petit coup de fouet après l'hiver.
- **Modes d'utilisation :**
  - ◦ voie orale (sur avis médical) ;
  - ◦ voie cutanée ;
  - ◦ gargarisme ;
  - ◦ diffusion atmosphérique.

Gaulthérie (gaultheria procumbens)

- **Propriétés :** anti-inflammatoire, antalgique, analgésique, spasmolytique, rubéfiante.
- **Indications :**
  - ◦ crampes, contractures, douleurs musculaires ;
  - ◦ douleurs lombaires, sciatique ;
  - ◦ douleurs articulaires, rhumatismes, polyarthrite ;
  - ◦ tendinite.
- **Mode d'utilisation** : voie cutanée.

Géranium rosat (pelargonium graveolens)

- **Propriétés** : antivirale, antifongique, anti-inflammatoire, cicatrisante, raffermissante, drainante, répulsive contre les insectes.
- **Indications** :
  - ◦ infections intestinales, urinaires et pulmonaires ;
  - ◦ mycoses ;

- rétention d'eau, cellulite, surpoids ;
- en prévention des vergetures ;
- transpiration excessive ;
- brûlures, eczéma ;
- piqûres d'insectes.
- **Modes d'utilisation :**
  - voie orale (sur avis médical) ;
  - voie cutanée ;
  - inhalation ;
  - diffusion atmosphérique.

Giroflier (eugenia caryophyllus)

- **Propriétés :** antivirale, antifongique, bactéricide, antalgique, anesthésiante, cicatrisante, calmante, sédative.
- **Indications :**
  - infections respiratoires, intestinales, urinaires ;
  - maux de dents, petites plaies buccales ;
  - faciliter la digestion ;
  - constipation ;
  - stimulant physique et intellectuel.
- **Modes d'utilisation :**
  - voie orale (sur avis médical) ;
  - voie cutanée ;
  - bain de bouche ;
  - inhalation ;
  - diffusion atmosphérique.

Hélichryse italienne (helichrysum italicum)

- **Propriétés :** antivirale, bactéricide, anticoagulante,

anti-hématome, anti-inflammatoire, antispasmodique, cicatrisante, dotée de propriétés dermo-cosmétiques.
- **Indications :**
  - chocs, contusions ;
  - insuffisance veineuse, fragilité des capillaires, varices ;
  - herpès, acné, dermatoses, vergetures ;
  - antirides.
- **Modes d'utilisation :**
  - voie orale (sur avis médical) ;
  - voie cutanée.

Lavande vraie (lavande angustifolia)

- **Propriétés :** sédative, anxiolytique, antalgique, anesthésiante locale, anti-inflammatoire, anti-infectieuse, antifongique, antiparasitaire, cicatrisante, hypotensive, spasmolytique.
- **Indications :**
  - difficulté d'endormissement et troubles du sommeil ;
  - stress, irritabilité ;
  - migraine ;
  - difficultés de concentration ;
  - troubles de la ménopause ;
  - chasser les poux ;
  - crampes et contractures musculaires ;
  - éviter les surinfections lors de brûlures, plaies et piqûres.
- **Modes d'utilisation :**
  - voie orale (sur avis médical) ;
  - voie cutanée ;
  - inhalation ;

○ diffusion atmosphérique.

Lavandin (lavandula hybrida abrialis)

- **Propriétés :** calmante, décontractante, relaxante, sédative, anti-stress, spasmolytique, antalgique, anti-inflammatoire, bactéricide.
- **Indications :**
  ○ état dépressif léger ;
  ○ migraine ;
  ○ difficulté d'endormissement et troubles du sommeil ;
  ○ dermatoses infectieuses, plaies, brûlures, escarres ;
  ○ crampes et contractures musculaires.
- **Modes d'utilisation :**
  ○ voie orale (sur avis médical) ;
  ○ voie cutanée ;
  ○ diffusion atmosphérique.

Menthe poivrée (mentha piperita)

- **Propriétés :** antalgique, antivirale, antifongique, anti-inflammatoire, antispasmodique, vasoconstrictive, tonique, antioxydante.
- **Indications :**
  ○ infections respiratoires ;
  ○ problèmes gastro-intestinaux ;
  ○ états nauséeux ;
  ○ mal des transports ;
  ○ améliorer la concentration ;
  ○ irritations et démangeaisons cutanées ;
  ○ herpès, zona ;

- coups de soleil ;
- douleurs musculaires ;
- névralgies et maux de tête.
- **Modes d'utilisation :**
  - voie orale ;
  - voie cutanée ;
  - inhalation ;
  - diffusion atmosphérique.

Niaouli (melaleuca quinquenervia)

- **Propriétés :** antivirale, bactéricide, antifongique, antiparasitaire, anti-inflammatoire, expectorante, décongestionnante, mucolytique, cicatrisante, insectifuge.
- **Indications :**
  - infections respiratoires ;
  - infections virales ;
  - infections urologiques ;
  - infections gynécologiques ;
  - affections cutanées ;
  - piqûres d'insectes ;
  - coups de soleil ;
  - prévention des brûlures dues à la radiothérapie.
- **Modes d'utilisation :**
  - voie orale (sur avis médical) ;
  - voie cutanée ;
  - inhalation ;
  - diffusion atmosphérique.

Orange douce (citrus sinensis)

- **Propriétés :** bactéricide, antivirale, antifongique, calmante, sédative, anti-stress, cholérétique, cholagogue, anti-nauséeuse, régulatrice des troubles digestifs, assainissante, désodorisante.
- **Indications :**
  - anxiété, stress, insomnie ;
  - palpitations cardiaques ;
  - favoriser l'endormissement ;
  - faciliter l'évacuation de la bile, faciliter la digestion ;
  - donner de l'appétit ;
  - piqûres d'insectes ;
  - purifier et parfumer l'air ambiant.
- **Modes d'utilisation :**
  - voie orale (sur avis médical) ;
  - voie cutanée ;
  - diffusion atmosphérique.

Pamplemousse (citrus paradisi)

- **Propriétés :** antiseptique, antivirale, bactéricide, antifongique, antidépressive, détoxifiante pour le foie, diurétique, cardiotonique, immunostimulante, antioxydante.
- **Indications :**
  - troubles digestifs ;
  - états dépressifs ;
  - favoriser l'élimination des toxines ;
  - rétention d'eau ;
  - cellulite ;
  - rafraîchissante ;

- supprimer les mauvaises odeurs et purifier l'air ambiant.
- **Modes d'utilisation :**
  - voie orale (sur avis médical) ;
  - voie cutanée ;
  - diffusion atmosphérique.

Petitgrain bigarade (citrus aurantium)

- **Propriétés :** bactéricide, antifongique, antispasmodique, antalgique, anxiolytique, immunostimulante, cicatrisante.
- **Indications :**
  - retrouver un sommeil paisible ;
  - stress, anxiété ;
  - infections cutanées ;
  - crampes et contractures musculaires ;
  - toux ;
  - troubles digestifs ;
  - cheveux gras.
- **Modes d'utilisation :**
  - voie orale (sur avis médical) ;
  - voie cutanée ;
  - inhalation ;
  - diffusion atmosphérique.

Pin sylvestre (pinus sylvestris)

- **Propriétés :** anti-inflammatoire, bactéricide, antivirale, antinévralgique, antiseptique respiratoire, expectorante, décongestionnante, diurétique, tonifiante, antalgique

percutané, insecticide.
- **Indications :**
  - infections respiratoires ;
  - grippe ;
  - douleurs musculaires et rhumatismales ;
  - infections urinaires ;
  - règles douloureuses ;
  - problèmes circulatoires ;
  - fatigue, asthénie, surmenage, convalescence.
- **Modes d'utilisation :**
  - voie orale (sur avis médical) ;
  - voie cutanée ;
  - inhalation ;
  - diffusion atmosphérique.

Ravintsara (cinnamomum camphora)

- **Propriétés :** antivirale, bactéricide, antifongique, anti-inflammatoire, expectorante, immunostimulante, tonique, spasmolytique.
- **Indications :**
  - infections respiratoires ;
  - gastro-entérites ;
  - herpès, zona ;
  - contractures musculaires ;
  - arthrose, rhumatismes ;
  - fatigue, convalescence.
- **Modes d'utilisation :**
  - voie orale (sur avis médical) ;
  - voie cutanée ;
  - inhalation ;

    ◦ diffusion atmosphérique.

Romarin (rosmarinum officinalis)

- **Propriétés :** antivirale, bactéricide, anti-inflammatoire, cardiotonique, décongestionnante, expectorante, diurétique, stimulante, digestive.
- **Indications :**
  - douleurs articulaires, rhumatismes ;
  - crampes musculaires ;
  - faciliter la digestion ;
  - diarrhée ;
  - infection des voies respiratoires, grippe ;
  - maux de tête ;
  - fatigue ;
  - pour stimuler la mémoire et la concentration ;
  - chute des cheveux.
- **Modes d'utilisation :**
  - voie orale (sur avis médical) ;
  - voie cutanée ;
  - inhalation ;
  - diffusion atmosphérique.

Sauge sclarée (salvia sclarea)

- **Propriétés :** antivirale, bactéricide, anti-inflammatoire, antispasmodique, anti-transpirante, calmante, phlébotonique, euphorisante, stimulante et régénératrice cellulaire.
- **Indications :**
  - troubles de la ménopause, règles douloureuses, cycles

irréguliers ;
  - troubles du sommeil ;
  - crampes et contractures musculaires ;
  - spasmes digestifs ;
  - affections cutanées ;
  - gingivites ;
  - réguler la transpiration.
- **Modes d'utilisation :**
  - voie orale ;
  - voie cutanée ;
  - diffusion atmosphérique.

Ylang-ylang (cananga odorata)

- **Propriétés :** bactéricide, antifongique, anti-inflammatoire, antioxydante, anti-stress, régulatrice du système cardiaque, cicatrisante, antalgique.
- **Indications :**
  - palpitations, arythmies cardiaques, hypertension ;
  - stress, anxiété, états dépressifs ;
  - troubles du sommeil ;
  - désinfecter les plaies ;
  - acné ;
  - piqûres d'insecte ;
  - patients en soins palliatifs sous morphine.
- **Modes d'utilisation :**
  - voie orale (sur avis médical) ;
  - voie cutanée ;
  - diffusion atmosphérique.

SOIGNER QUELQUES PETITS MAUX

Stop au rhume

En inhalation : dans un bol d'eau bouillante, mettre 6 gouttes d'une HE ou 2 gouttes de 3 HE différentes parmi les suivantes : arbre à thé, eucalyptus citronné, eucalyptus radié, lavande vraie, lavandin super, menthe poivrée, niaouli, pin sylvestre, romarin à cinéole. Respirer la vapeur pendant 5 minutes environ.

Maux de tête occasionnels

1 goutte d'HE de menthe poivrée déposée sur chaque index pour masser les tempes et la nuque en faisant bien attention d'éviter les yeux.

Fatigue

1 goutte d'HE de citron jaune dans une cuillère à café de miel, à prendre 3 fois par jour en dehors des repas pendant 2 à 3 semaines.

Rhumatismes

Mettre une huile végétale (huile d'arnica, de noisette, de raisin, d'olive, etc.) dans le creux de la main. Ajouter 1 goutte d'HE de lavande vraie, de gingembre et de gaulthérie si la douleur est très vive puis masser l'articulation douloureuse.

Brûlure

1 à 2 gouttes d'HE de lavandin abrial sur la brûlure, 2 à 3 fois par jour.

Bouton de fièvre (herpès)

1 à 2 gouttes d'HE d'arbre à thé plusieurs fois par jour dès l'apparition des premiers symptômes.

Hématome (bleu, bosse)

2 gouttes d'HE d'hélichryse italienne que l'on applique le vite possible après le coup et que l'on renouvelle toutes les 10 minutes en évitant de dépasser 6 gouttes. Vous pouvez également faire un mélange à 10 % d'hélichryse italienne et 90 % d'huile d'arnica en massant bien ; à renouveler plusieurs fois sur la journée si nécessaire. Attention, à ne pas utiliser sur une plaie ouverte.

Boutons d'acné

1 goutte d'HE d'arbre à thé appliquée sur chaque bouton, 3 fois par jour.

DES RECETTES MAISON POUR SE SENTIR BIEN

Pour nettoyer la peau du visage en profondeur

Verser dans un saladier 3 tasses d'eau bouillante avec 4 gouttes d'HE dans un saladier :

- ylang-ylang pour les peaux sèches ;
- calendula pour les peaux normales ;
- menthe poivrée pour les peaux grasses.

Se pencher au-dessus du saladier en restant au moins à 25 cm de celui-ci. Recouvrir votre tête d'une serviette et faire un bain de vapeur pendant 5 minutes. Rincer à l'eau claire.

Lotion relaxante pour le visage

Mettre dans un flacon en verre opaque (afin que l'HE ne se dégrade pas à la lumière) 5 gouttes d'HE de lavande et 5 cl d'huile d'amande douce. Agiter le flacon avant utilisation.

Pour lisser les cheveux indisciplinés ou épais

Étaler 1 ou 2 gouttes d'HE de romarin dans la paume des mains et appliquer sur les cheveux.

Pour éclaircir les cheveux blonds

30 gouttes d'HE de camomille romaine dans un flacon de 100 ml de shampooing neutre (ou 2 gouttes dans une dose de shampooing). Selon le degré d'éclaircissement souhaité, laisser poser le shampooing entre 5 et 15 minutes. Rincer ensuite abondamment.

Déodorant en spray

Mélanger 100 ml d'eau florale (hamamélis ou fleur d'oranger) et 40 gouttes d'HE au choix dans un flacon vaporisateur.

Par exemple :

- 100 ml d'hamamélis, 20 gouttes d'HE de lavande, 10 gouttes d'HE d'arbre à thé, 10 gouttes d'HE de citron ;
- 100 ml de fleur d'oranger, 20 gouttes de géranium rosat, 15 gouttes de sauge sclarée, 5 gouttes de lemongrass,

L'important est que le parfum vous plaise. Bien agiter le

spray avant chaque utilisation.

Eau de Cologne maison

Mettre dans un flacon en verre opaque :

- 150 ml d'alcool à 70°c (ou vodka) ;
- 100 gouttes d'HE de bergamote ;
- 50 gouttes d'HE de citron ;
- 50 gouttes d'HE de lavande ;
- 30 gouttes d'HE de néroli ;
- 10 gouttes d'HE de romarin.

Laisser macérer pendant 6 mois à l'abri de la lumière avant de vous en servir.

UNE MAISON NATURELLE

Qui ne rêve pas de vivre dans un environnement propre et sain ? Chez soi, il est possible d'élaborer des produits d'entretien à base de substances naturelles biodégradables permettant d'en finir avec les produits toxiques et dangereux responsables d'une pollution domestique à l'origine d'allergies, de maux de tête ou d'affections respiratoires comme l'asthme.

Les huiles essentielles jouent leur rôle dans ces préparations. Elles parfument les produits d'entretien et assainissent nos intérieurs. Voici quelques idées de produits faciles à réaliser ainsi qu'une liste d'huiles essentielles utilisables au quotidien dans la maison.

NETTOYANT MULTI-USAGES AU VINAIGRE D'ALCOOL

Pour nettoyer les éviers en inox, les plans de travail dans la cuisine, les surfaces modernes, etc., vous pouvez mettre 300 ml de vinaigre d'alcool, 150 ml d'eau et 1 cuillère à café d'HE d'Eucalyptus radiata dans un flacon pulvérisateur. Vaporisez et frottez avec un chiffon doux. Inutile de rincer.

NETTOYANT POUR LES SOLS

Mettre dans un bidon de 2 litres :

- 0,75 litre de savon noir (nettoie et désinfecte) ;
- 0,5 litre d'huile de lin (fait briller les sols, nourrit le bois et

sature les tomettes) ;
- 0,5 litre d'eau ;
- 30 gouttes d'HE d'arbre à thé.

Secouer avant usage. 1 à 2 bouchons pour ½ seau d'eau chaude.

LESSIVE LIQUIDE

- Pour le blanc. Mettre dans un bidon de 3 litres :
  - 35 à 40 gr. de savon de Marseille râpé (suivant la consistance de la lessive souhaitée) ;
  - 3 cuillères à soupe de bicarbonate ;
  - 1 litre d'eau très chaude.

Mélanger et laisser reposer 1 heure. Ajouter ensuite 1 litre d'eau tiède et 10 gouttes d'HE de citron pour parfumer la lessive. Le lendemain, rajouter 1 litre d'eau froide au mélange puis secouer. Utiliser 1 à 2 dl. par machine.

- Pour les couleurs : remplacer le bicarbonate par 3 cuillères à soupe de cristaux de soude qui raviveront les couleurs.

ASSOUPLISSANT POUR LE LINGE

Mettre une tasse de vinaigre blanc ou ¼ de tasse de bicarbonate de soude dans le bac de rinçage du lave-linge avec quelques gouttes d'HE de lavande, de citron, d'eucalyptus ou de rose si on souhaite le parfumer.

Mettre dans un ancien flacon d'assouplissant avec bouchon doseur :

- 1 litre de vinaigre d'alcool ;
- 0,5 litre d'eau distillée ;
- 10 à 20 gouttes d'HE d'arbre à thé.

Secouer avant utilisation. 1 à 2 bouchons dans le comparti-ment assouplisseur suivant la dureté de votre eau.

POUR PARFUMER LA MAISON

Déposez quelques gouttes d'HE versées dans une coupelle d'eau posée sur un radiateur ou 5 à 10 gouttes d'HE dans un diffuseur en suivant son mode d'emploi.

Pour créer votre parfum maison, vous pouvez mélanger dans un flacon en verre opaque :

- 60 ml d'alcool à 70°Celsius (ou vodka) ;
- 20 ml d'eau distillée ;
- 10 gouttes d'HE de citron ;
- 10 gouttes d'HE d'orange douce ;
- 10 gouttes d'HE de pamplemousse ;
- 10 gouttes d'HE de lavande.

Laisser macérer au moins deux semaines à l'abri de la lumière, en agitant de temps en temps avant de vaporiser dans la maison.

COMBATTRE LES MOUSTIQUES

- Mettre dans un diffuseur 10 gouttes d'HE de citronnelle de Java et 10 gouttes d'HE de géranium rosat.
- Mettre les mêmes quantités d'HE de citronnelle de Java

et de géranium rosat dans un petit vaporisateur opaque. Vaporiser sur les vêtements, nappes, rideaux, etc.

ENTRETIEN DU BOIS

Mettre dans un petit vaporisateur :

* 5 cuillères à soupe de jus de citron ou de vinaigre ;
* 5 cuillères à soupe d'huile d'olive ;
* 15 gouttes d'HE de citron.

Vaporiser la surface à traiter puis frotter à l'aide d'un chiffon doux.

Huiles essentielles	Propriétés
Arbre à thé (mela-leuca alternifolia)	• antibactérienne, fongicide, parasiticide, antivirale
Cannelle (cinna-momum cassia ou cinnamomum verum)	• antiseptique, antibacté-rienne, antivirale, fongicide, parasiticide
Citron (citrus limon)	• antiseptique, antibacté-rienne, antivirale • bonne odeur de propre
Citronnelle (cym-bopogon nardus ou winterianus)	• antiseptique, antibacté-rienne, répulsive pour les insectes

Huiles essentielles	Propriétés
Eucalyptus (eucalyptus radiata ou eucalyptus globulus)	• antiseptique, antibactérienne, antivirale • bonne odeur de propre
Girofle (eugenia caryophyllus)	• antibactérienne, fongicide, parasiticide, antivirale
Lavande aspic (lavendula spica)	• antiseptique, bactéricide, antivirale, fongicide, antimite • bonne odeur de propre
Menthe poivrée (mentha piperita)	• antiseptique, antibactérienne, antivirale, fongicide, vermicide • bonne odeur de propre
Pamplemousse (citrus paradisii)	• antiseptique aérien
Pin sylvestre (pinus sylvestris)	• antiseptique • bonne odeur de propre
Sapin (abies balsamea)	• antiseptique • bonne odeur de propre
Thym (thymus vulgaris)	• antibactérienne, antivirale, parasiticide

Tableau synthétique des usages domestiques

De tout temps, l'homme a recherché à utiliser les multiples bienfaits des plantes aromatiques. Il a extrait, distillé et utilisé les huiles essentielles tant pour se soigner qu'en parfumerie, tant pour améliorer son bien-être que pour purifier sa maison. Aujourd'hui, les huiles essentielles occupent une place de choix dans la médecine naturelle, dans le domaine du mieux-être et dans l'assainissement des intérieurs au quotidien.

Or elles peuvent représenter un certain danger. Il est dès lors important de bien respecter leurs modes d'utilisation, leurs dosages et les précautions d'emploi afin d'éviter tout accident et profiter au mieux de leurs vertus. Pour ce faire, il faut partir à leur découverte : certains pharmaciens et herboristes sont formés à leurs usages et pourront vous conseiller, les livres traitant de l'aromathérapie deviennent accessibles à tous tandis qu'il existe aussi de plus en plus d'ateliers d'initiation qui permettent aux participants de se familiariser avec quelques huiles essentielles et leurs applications dans le cadre des soins et de la santé au niveau familial.

Leurs usages au niveau domestique sont également bien appréciables : nul besoin de produits compliqués et onéreux, quelques produits simples et écologiques à adopter chez soi suffiront à rendre votre environnement plus sain.

FAQ

COMMENT CONSERVER LES HUILES ESSENTIELLES ?

Les HE doivent être gardées à l'abri de la lumière, idéalement entre 5 et 30° Celsius, dans un flacon en position verticale (car il y a des risques d'altération du bouchon en position horizontale). Une fois le flacon ouvert, il faut bien le reboucher car les HE sont volatiles et oxydables. Vérifiez également leur date de péremption. Les préparations à base d'HE et d'huile végétale que vous aurez préparées vous-même se conservent maximum 6 mois car les huiles végétales rancissent rapidement. Surtout, n'oubliez pas de les tenir hors de portée des enfants.

QUELLE EST LA DIFFÉRENCE ENTRE UNE HUILE ESSENTIELLE ET UNE HUILE VÉGÉTALE ?

L'huile essentielle est obtenue à partir d'une plante aromatique. Elle est concentrée en principes actifs. L'huile végétale est, quant à elle, extraite par première pression à froid d'un végétal oléagineux : amande, noisette, graines de tournesol, germes de blé, argan, calendula, etc.

Y-A-T-IL UN RISQUE D'ALLERGIE AVEC LES HUILES ESSENTIELLES ?

Oui, même si c'est un produit naturel. Cette sensibilisation aux huiles essentielles toucherait 1 à 2 % de la population. La plupart du temps, elle se fait par voie cutanée. Cette allergie ne se manifeste pas lors du premier contact. Le temps d'incubation peut être très long et il faut parfois plusieurs années avant que l'individu ne soit sensibilisé. Par précaution, il est conseillé de faire un petit test de tolérance dans le pli du coude et d'examiner la réaction durant les 48 heures suivantes afin de vérifier qu'il n'y a pas d'allergie.

Pensez également que certaines huiles essentielles (agrumes) sont photosensibilisantes et occasionnent des réactions cutanées quand la peau est exposée aux UV. On utilisera donc préférentiellement ces huiles le soir et jamais au soleil.

QUELLE HUILE ESSENTIELLE ACHETER EN PREMIER ?

S'il n'y avait qu'une huile essentielle à acheter, ce serait la lavande. C'est une huile essentielle très polyvalente. Elle possède des vertus antiseptiques et anti-inflammatoires. Elle peut ainsi soigner de nombreux petits maux quotidiens. Elle a des effets relaxants et peut être utilisée pour tous types de peaux et de cheveux. Dans la maison, elle parfume la maison et le linge.

QUE FAIRE EN CAS D'ACCIDENT?

- En cas d'accident par contact d'une huile essentielle ou de sa préparation avec les yeux ou une muqueuse, il faut utiliser une huile végétale (olive, arachide, germes de blé, etc.) pour rincer la zone irritée et solubiliser l'HE.

- En cas d'inhalation, sortir la victime de la pièce pour qu'elle puisse respirer de l'air frais.
- En cas d'ingestion d'une HE, il ne faut pas faire vomir mais contacter le médecin ou le centre antipoison.

Quand vous contactez le médecin ou le centre antipoison, n'oubliez pas de mentionner :

- le type d'HE utilisé et la quantité absorbée ;
- le type d'exposition (ingestion, contact cutané, contact oculaire, inhalation, etc.) ;
- la dilution ou non de l'HE dans une huile végétale par exemple ;
- le délai entre l'accident et l'appel ;
- les symptômes ;
- l'âge de la victime.

Il est parfois nécessaire de faire un lavage gastrique ou un traitement adéquat en milieu hospitalier. Il n'existe pas d'antidote spécifique aux huiles essentielles. Le traitement est symptomatique.

OÙ ACHETER DES HUILES ESSENTIELLES ?

Aujourd'hui, on peut trouver des huiles essentielles non seulement en pharmacies ou parapharmacies, dans les magasins spécialisés, type bio ou nature et bien-être, mais également sur internet avec la possibilité de les commander par correspondance (en veillant à bien se renseigner sur les conditions de livraison). Trouver un point de vente qui dispose d'un spécialiste en aromathérapie reste cependant la meilleure solution car il pourra vous conseiller si nécessaire et sera plus vigilant au bon entreposage des flacons dans le magasin. Pensez que pour avoir une bonne aromathérapie, il faut avoir une bonne matière première, c'est-à-dire une huile essentielle de qualité.

POUR ALLER PLUS LOIN

SOURCES BIBLIOGRAPHIQUES

- ANGENOT (Luc), *Les effets toxiques en aromathérapie*, conférence éditée par la Société Scientifique des Pharmaciens Francophones, 2012.
- « Aromathérapie », in *La Revue du Praticien – médecine générale*, supplément du n° 946, Saint-Cloud, Global Media Santé, 2015.
- BOISSEAU (Nathalie), *Le ménage au naturel*, Paris, Éditions Alternatives, 2009.
- CHARIER (Sylvie), *Le guide pratique des huiles essentielles. 600 recettes pour soigner au naturel les maux du quotidien*, Issy-les-Moulineaux, Éditions Marie-Claire, 2013.
- CHARRIE (Jean-Christophe) et CLERMONT-TONNERRE (Marie-Laure de), *Ma santé au naturel toute l'année. Conseils d'un médecin pour toute la famille*, Paris, Éditions France Loisirs, 2013.
- COLLECTIF, *Guide d'utilisation des Huiles Essentielles Bio et Chémotypées Green For Health*, Aix en Provence, Éditions Green For Health, s. d.
- COLLECTIF, *Le guide de la maison au naturel*, New York, Sélection du Reader's Digest, 2009.
- CORBEL (Sophie), « Aromathérapie et problèmes digestifs. Guide pratique à utiliser à l'officine », in *Hippocratus.com*, consulté le 18 juillet 2017. https://www.hippocratus.com/modules/mdc_Conseils/conseils_fiche.php?CodeRubrique=&CodeService=&ModeConseil=6&Rub_Page=1&id=851&id=851

- « Dioscoride Pedanius », in *Universalis.fr*, consulté le 20 juillet 2017. http://www.universalis.fr/encyclopedie/dioscoride-pedanius/
- Foit (Marie), *Aromathérapie de A à Z avec des plantes qui poussent en France* [en ligne], Kindle, 2014.
- « Historique des huiles essentielles », in *Néroliane.com*, consulté le 26 janvier 2016. http://www.neroliane.com/neroliane-guide-historique
- « Huiles essentielles. Tableau par plantes », in *Herbessence.ch*, 2007, consulté le 24 janvier 2016. http://www.herbessence.ch/pdf/Tableau%20des%20huiles%20essentielles.pdf
- « L'histoire des huiles essentielles », in *CompagniedesSens.fr*, consulté le 26 janvier 2016. https://www.compagnie-des-sens.fr/histoire-des-huiles-essentielles/
- « Raffa, le grand ménage », in *Raffa.grandmenage.info*, consulté le 18 juillet 2017. http://raffa.grandmenage.info/

SOURCES COMPLÉMENTAIRES

- Festy (Danièle), *Ma Bible des huiles essentielles*, Paris, Éditions Leduc S., coll. « Guides santé », 2008.
- Sommerard (Jean-Charles), *Ma maison saine avec les huiles essentielles*, Paris, Éditions Solar, 2016.
- Valnet (Jean), *L'aromathérapie. Se soigner par les huiles essentielles*, Paris, Le Livre de Poche, 1984.

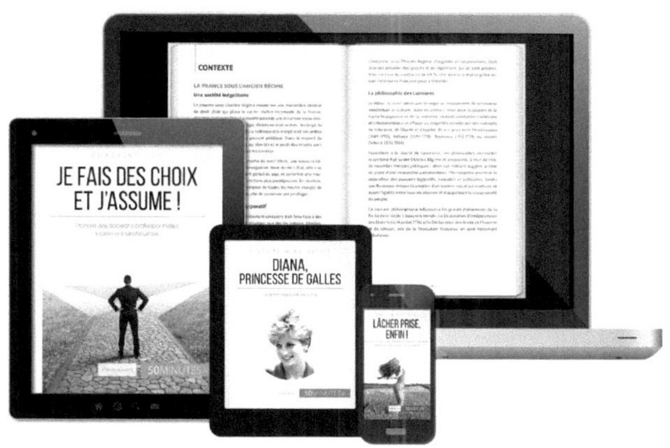

SOYEZ LÀ
OÙ ON NE VOUS ATTEND PAS !

www.50minutes.fr

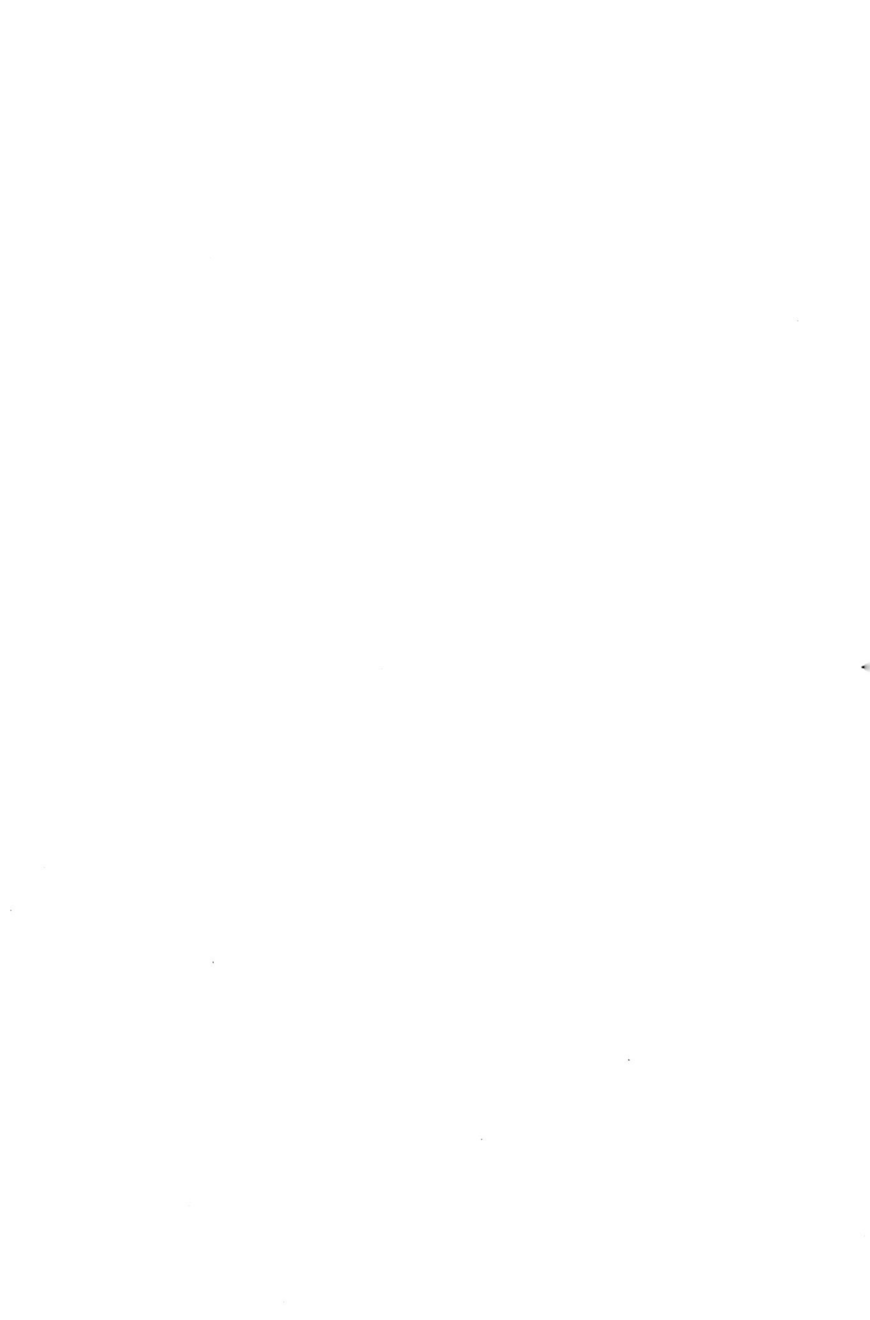